Qi Gong

Leber Qi Gong

Begleitunterlagen

Qi Gong Kurse - Janine Isterling

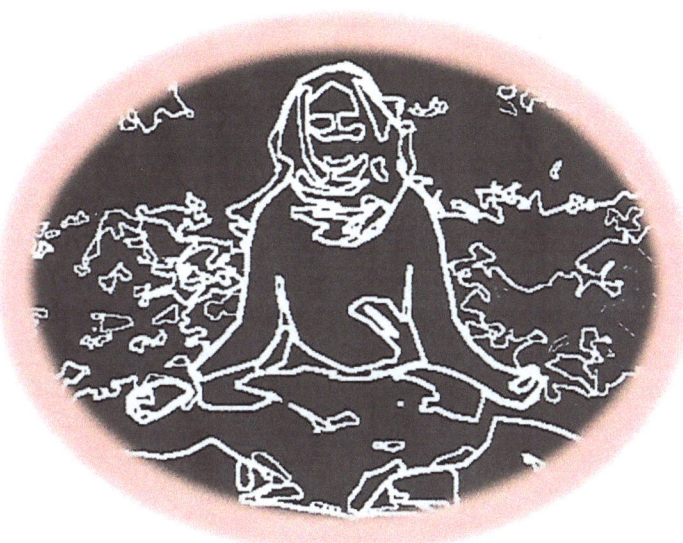

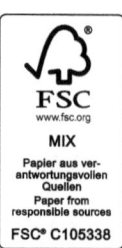

Impressum

Bibliografische Information der Deutschen Nationalbibliothek: Die Deutsche
Nationalbibliothek verzeichnet diese Publikation in der Deutschen Nationalbibliografie;
detaillierte bibliografische Daten sind im Internet über dnb.dnb.de abrufbar.
© 2020 Janine Isterling
Herstellung und Verlag: BoD – Books on Demand, Norderstedt
ISBN: 978-3-7504-9984-3

Qi Gong Kurse Janine Isterling – Zeit für Entspannung

Inhaltsverzeichnis

Qi Gong Kurse Janine Isterling – Zeit für Entspannung

Wie ich meinen Weg zu Qi Gong fand

Während meiner Reha auf Föhr in 2010 lernte ich Qi Gong kennen. Ich nahm an einer Übungsstunde teil und war sofort begeistert. Zuhause wollte ich weiter üben, merkte aber, dass ich es alleine nicht konnte. Ebenfalls fand ich keine Kurse in der näheren Umgebung, da es damals noch einfach zu wenige gab und die meisten auch ausgebucht waren. Ich war dann wieder so sehr in meinem Alltagstrott, dass ich irgendwann nicht mehr daran dachte und so verging die Zeit.

Während ich dann wieder arbeiten ging, steckte ich mich sehr oft bei uns im Großraumbüro an und hatte schließlich in 2015 zwei Kehlkopfentzündungen und zwei Bronchitis plus andere diverse Infekte. Als ich dann in 2015 so oft krank war überlegte ich mir, dass ich etwas tun muss für meine Gesundheit und mein Wohlbefinden.
Ich entschied mich etwas für mein Immunsystem zu tun – etwas für mich zu tun. So begann ich ein wenig zu stöbern und stieß wieder auf Qi Gong. Mir fiel darüber und über die 5 Elemente Lehre ein Artikel in die Hand. Ich erinnerte mich an meine Zeit auf Föhr und fasste den Entschluss, es damit zu versuchen. Ich hätte Kurse buchen können, aber dann fand ich die Qi Gong Schule im Internet die sowohl Kurse anbot als auch die Kursleiterausbildung und so entschied ich mich das Angenehme mit dem Nützlichen zu verbinden. Zumal ich so auch Einblick in die Theorie bekommen würde. Mich interessierte das Warum und Weshalb und daher wagte ich den Schritt zur Kursleiterausbildung bei der Qi Gong Schule Bergstraße. Und diesen Schritt habe ich bis heute nicht einmal bereut.

In meinen Kursen kam die Frage nach einem Skript auf und dann nach Bildern. Ich kam dem Wunsch nach und erstellte eine Beschreibung der Übungen. Dank der Hilfe einer Freundin entstanden dann noch die passenden Bilder zu den Übungen.

Vielleicht kann ich mit meiner Beschreibung und den Bildern interessierten Personen Qi Gong und insbesondere Leber Qi Gong näher bringen.

Allgemeine Hinweise und Haftungsausschluss

Generell gilt, Qi Gong ersetzt keinen Arztbesuch. Als Kursleiterin kann ich niemanden heilen und kann nicht in die Kursteilnehmer/innen hinein sehen. Wer sich unsicher ist, ob Qi Gong für einen das Richtige ist, sollte seinen Arzt um Rat fragen. Auch wer an Krankheiten, Behinderungen, Beschwerden oder Gesundheitsstörungen leidet, sollte seinen Arzt konsultieren.

Jeder der Qi Gong ausübt, tut dies in seiner eigenen Verantwortung.

Die Autorin übernimmt keine Haftung für falsch ausgeführte Übungen. Die Haftung der Autorin ist in jeglicher Hinsicht ausgeschlossen.

Bei Yang-Symptome wie z.B. Bluthochruck, Verkrampfung, Stress, psychischen Schwankungen, Überfunktionen, lenke ich meine Aufmerksamkeit auf das Sinken, das Ausatmen und die Entspannung.

Bei Yin-Symptome wie z.B. niedriger Blutdruck, Depression, Kraftlosigkeit, Unterfunktionen, lenke ich meine Aufmerksamkeit auf das Einatmen.

Nie in den Schmerz hinein üben, immer nur an den Schmerz heran. Eine Übung darf keinen Schmerz bereiten!

Auf körperliche Beschwerden achten, wie z.B. Gelenkprobleme, gesundheitliche Beeinträchtigungen. Bei Unsicherheiten ist immer ein Arzt zu konsultieren!

Nicht ausüben, wenn man an einer psychischen Erkrankung leidet (z.B. Schizophrenie, Depressive Erkrankungen mit Wahnvorstellungen etc.)

Bei schweren Infekten z.B. Grippe mit Fieber lieber ruhen.

Die Übungen können sowohl im Stehen als auch im Sitzen ausgeführt werden.

Die Grundhaltung im Qi Gong

Die Grundhaltung im Qi Gong ist die Basis für beinahe alle Qi Gong Übungen und sollte als Erstes „erlernt" werden.

Es ist wichtig, dass man sich **entspannt hinstellt.**

Die **Füße stehen schulterbreit** und man **atmet ruhig** und ganz sanft in den Bauch hinein.

Unter den **Achseln lässt man Platz zum Atmen** und um dem Herz-Meridian Luft zu geben, denn dieser beginnt hier.

Die **Handinnenflächen zeigen zum Körper hin.**

Die **Füße stehen fest auf dem Boden** und sind gedanklich mit ihm **verwurzelt.** Man hat hier seinen Schwerpunkt auf Niere 1 – der sprudelnden Quelle – auf der Fußsohle. Hier liegt der Anfangspunkt vom Nierenmeridian.

Das **Becken wird entspannt** und man lässt sich ganz **leicht sinken**, als ob man im Stehen sitzt.

Das **Kinn wird leicht angezogen**, der **Rücken ist gerade.**

Im Mund bildet man die sog. **Elster Brücke**, d.h. man legt die Zunge hinter die oberen Schneidezähne Richtung Gaumen.

Die **Schultern sind entspannt** und bleiben locker.

Ich blicke nach vorne und **konzentriere** mich nur auf meine **Atmung.**

Mein **Blick** kann hier auch **nach innen** gerichtet sein.

Am **Kopf** bin ich wie eine **Marionette** aufgehängt und werde am Baihui Punkt in der Mitte des Kopfes in meiner Vorstellung nach oben gezogen.

Gedanklich bin ich bei meiner Haltung und erzeuge **ein inneres Lächeln.**

Ich nehme die Umgebung wahr, aber ich **werte nichts.**

Beginne ich eine Übung, schaue ich klar und wechsle in die Position der Übung.

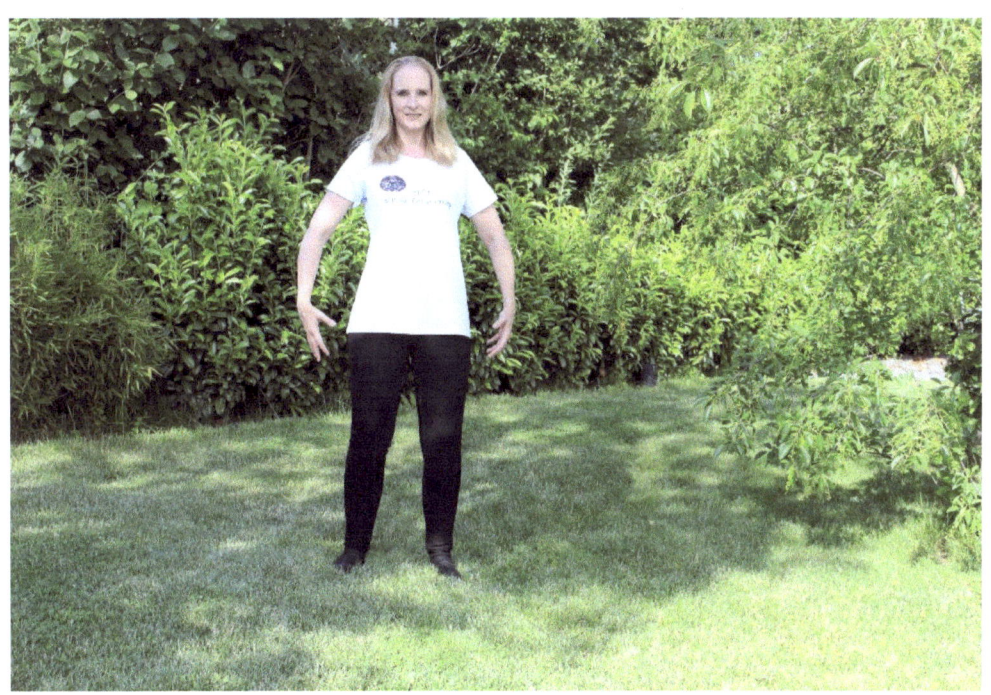

Im Leber Qi Gong stehen wir in den Übungen nicht immer in der Grundhaltung. Wir stehen meist aufrecht mit geschlossenen Beinen und nicht schulterbreit und mit den Armen neben dem Körper. Wechseln mal in den tiefen Reitersitz oder verlagern auch das Gewicht und versetzen die Beine.

Dennoch sollten die meisten Punkte der Grundhaltung nicht außer Acht gelassen werden. Denn die anderen Elemente der Grundhaltung wie z.B. Kinn heranziehen, entspannt stehen oder auch die Konzentration auf die Atmung sind nach wie vor wichtig.

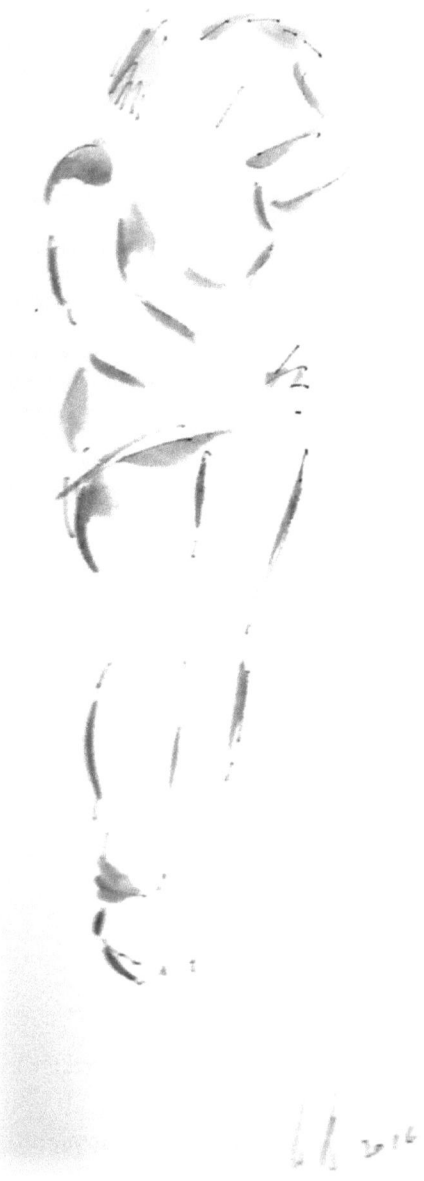

Die Haltung im Leber Qi Gong

In einigen Übungen stehen wir zu Beginn und am Ende aufrecht, mit geschlossenen Beinen da. Die Arme liegen seitlich am Körper an.

In der Beschreibung zu den einzelnen Übungen habe ich dieses erste Bild bzw. letzte Bild weggelassen und zeige es hier auf der linken Abbildung.

Alternativ stehen wir aufrecht mit geschlossenen und den Händen auf dem Unterbauch da. Siehe rechte Abbildung.

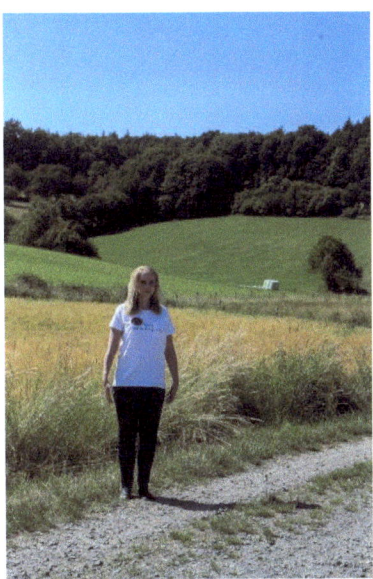 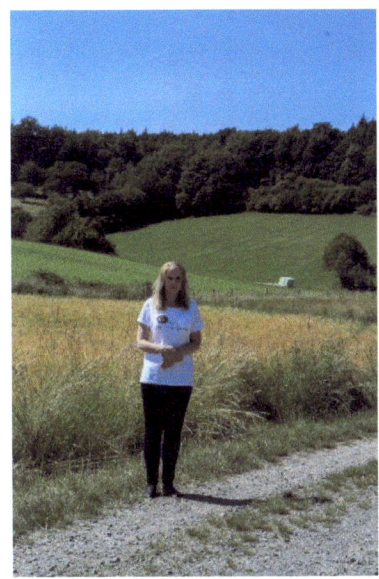

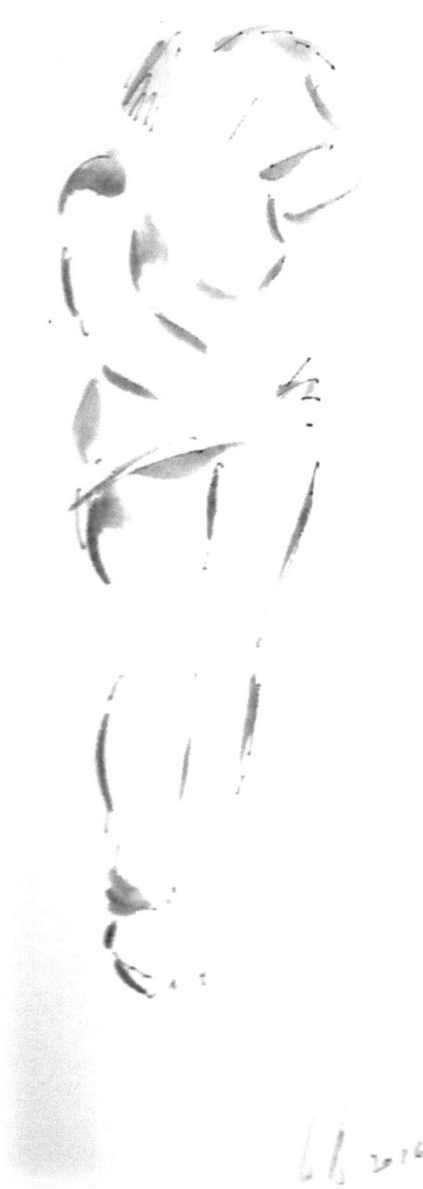

Das Innere Lächeln

Am Ende meiner Kurse füge ich gerne eine kleine Meditations- bzw. Achtsamkeitsübung ein.

Es gibt hier zwei Übungen die aus dem stillen Qi Gong stammen und sehr gut auch im Anschluss an das Leber Qi Gong passen.

Eine dieser Übungen ist das Innere Lächeln. Die Übung kann sowohl einzeln als auch im Anschluss an die letzte Übung „Qi in den Körper" füllen durchgeführt werden.

Unser Blick ist in die Ferne gerichtet oder wir blicken schräg vor uns auf den Boden. Wichtig ist es, dass wir nichts Bestimmtes fokussieren.

Wer mag, kann die Augen schließen. Wir senken unsere Augenlider ganz langsam.

Wir sitzen, stehen oder liegen ganz ruhig.

Wir hören die Geräusche um uns herum, aber wir werten nichts. Wir hören in uns hinein und konzentrieren uns nur auf uns selbst.

Der Atem fließt ganz sanft und ruhig. Mit der Zeit nehmen wir immer längere und tiefere Atemzüge.

Wir erfreuen uns nun an der Entspannung.

Wir schicken ein warmes Gefühl, ein Lächeln auf die Reise durch unseren Körper.

Wir lenken dieses Gefühl nun auf dem folgenden Weg durch unseren Körper:

- Mitte des Scheitels
- 3. Auge
- Mitte des Halses
- Mitte der Brust
- Herz
- Lunge
- Leber (rechts)
- Milz, Bauchspeicheldrüse (links)
- Nieren
- Im unteren Dantian abschließen (Bauchmitte)

Wir öffnen langsam die Augen, wenn sie geschlossen waren und schauen klarer und klarer.

Der kleine himmlische Kreislauf

Zur besseren Darstellung des kleinen himmlischen Kreislaufes habe ich zunächst einmal eine Graphik anhand eines menschlichen Körpers von hinten und vorne erstellt:

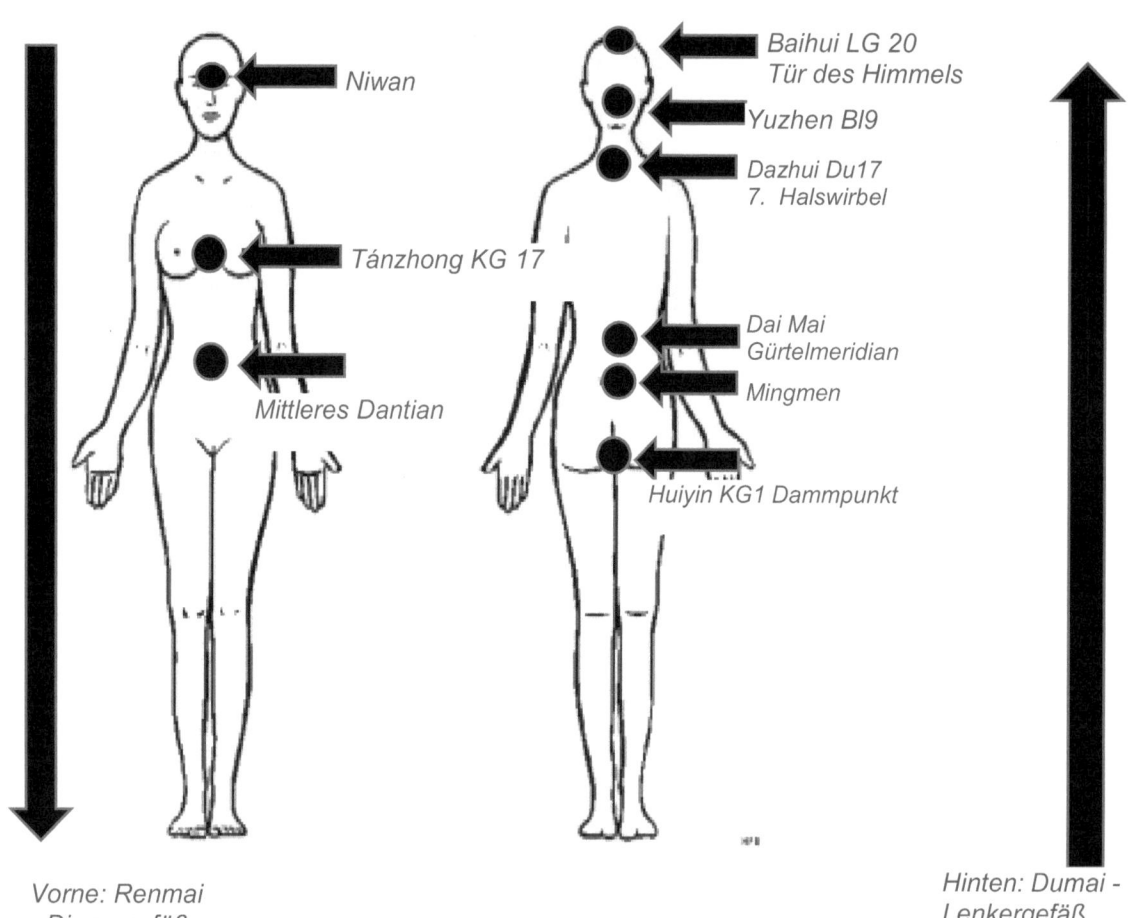

Niwan

Baihui LG 20
Tür des Himmels

Yuzhen Bl9

Dazhui Du17
7. Halswirbel

Tánzhong KG 17

Dai Mai
Gürtelmeridian

Mingmen

Mittleres Dantian

Huiyin KG1 Dammpunkt

Vorne: Renmai
- Dienergefäß

Hinten: Dumai -
Lenkergefäß

Der kleine himmlische Kreislauf ist die zweite Meditations- bzw. Achtsamkeitsübung die ich mit meinen Kursteilnehmern erlerne. Diese Übung führe ich gerne im Anschluss an die 18 Bewegungen Teil 1 oder separat aus.

Den kleinen himmlischen Kreislauf durchlaufe ich dreimal und begebe meinen Körper damit in einen ruhigen, harmonischen und entspannten Zustand. Der Sinn dieser Übung besteht darin, dass ich mein Qi auf dieser Bahn leite. Die Übung kann ich im Stehen oder im Sitzen ausführen. Ich schließe meine Augen und konzentriere mich zunächst auf mein unteres Dantian (mein unterer energetischer Schwerpunkt im Unterbauch). Ich lege meine Zunge an den Gaumen und schließe mit der „Elsterbrücke" die Verbindung von Ober- und Unterkiefer und verbinde so den Dumai und Renmai. Der Dumai, das sog. Lenkergefäß, verläuft auf der Rückseite vom Dammpunkt Huiyin bis hoch zum höchsten Punkt am Kopf dem Baihui Punkt am Schädel und fließt von dort über die Stirnmitte in den Gaumen. Der Renmai, das Dienergefäß, beginnt auch am Dammpunkt aber geht über die Vorderseite hoch bis in die Zunge. Wir hätten hier ohne Schließen der Elsterbrücke eine Lücke und der Fluss wäre unterbrochen.

Ich fühle nun in meinen Bauch hinein. Über das untere Dantian wandere ich zum Dammpunkt (Huiyin) und gehe dann den Rücken weiter hinauf. Beim Mingmen Punkt fühle ich in meine Nieren hinein und steige dann den Dumai weiter hinauf. Am Dazhui Punkt halte ich kurz inne und stelle mir vor, wie alles Belastende von mir fällt. Über den höchsten Punkt, den Baihui Punkt am Schädel wandere ich nach vorne über den Renmai wieder herunter zum unteren Dantian. Am Baihui Punkt atme ich ein und lasse dann beim Ausatmen den heilenden Laut der Leber – Schüüü – hören. Mit dem Ausatmen sinke ich innerlich über das dritte Auge – den Punkt Niwan –herunter zum unteren Dantian.

In meiner Vorstellung lasse ich Energie auf meinem Weg fließen und gebe meinem Körper Kraft.

Diese Übung hilft mir auch immer sehr gut, wenn ich nicht einschlafen kann. Liege ich wach im Bett und meine Gedanken fahren Karussell im Kopf, hilft es mir sehr, wenn ich mich auf den kleinen himmlischen Kreislauf konzentriere.

Die Leber - allg. Hinweise

Die Leber ist im Körper das Hauptorgan für den gesamten Stoffwechsel und befindet sich auf der rechten Körperseite unterhalb dem Zwerchfell, also dem rechten Oberbauch.

In der TCM sagt man, dass in der Leber auch die körperliche Seele HUN sitzt. Diese trägt eine „ewige Erinnerung", so dass man verstehen kann, wenn ein Lebertyp sehr nachtragend ist.

Die Leber wird in der TCM aber nicht als Organ gesehen, sondern als Funktionskreislauf. Dies darf man von der Begrifflichkeit her nicht verwechseln.

Der Funktionskreislauf Leber ist für die Verteilung der Energie zuständig. Das Qi muss durch unseren Körper fließen, denn es bewegt unser Blut, verteilt die Nährstoffe und Flüssigkeiten. Nur wenn das Qi fließt, ist der Mensch gesund. Eine Krankheit ist also nichts anderes als gestautes Qi oder zu wenig Qi.

Unsere Verteilung des Qi, also die Lebensenergie, hängt von der Leber ab.

Man sollte also darauf achten, dass es der Leber gut geht. Dies bedeutet auch eine gesunde Lebensweise mit einer ausgewogenen Ernährung und Vermeidung von „Genussmitteln" wie z.B. Alkohol

Bei einem Mangel an Leber Qi sinkt unsere Leistung. Die Schleimhäute sind nicht mehr ausreichend befeuchtet, wir fühlen uns schlapp.

Haben wir hingegen zu viel Leber Qi kommt es zu einer Anspannung. Dies zeigt sich durch Wut und Anspannung. Wir sind „aufgedunsen" (z.B. Ödeme, Blutungsprobleme etc)

Betrachten wir die Organuhr, so findet die Regeneration der Leber nachts, zwischen 1 Uhr und 3 Uhr statt. Die Leber braucht Schlaf um diese Zeit. Wer hier öfters aufwacht, sollte sich seiner Leber annehmen.

Erläuterung zu Leber Qi Gong

Grundlegend möchte ich erst einmal erwähnen, dass Leber Qi Gong meiner Meinung nach keine Form für Anfänger ist. Anders als bei den 18. Bewegungen Teil 1 oder den 8 Brokaten, sind hier viele Bewegungen und Abläufe die einen Anfänger ins Schwitzen bringen würden. Wer die Grundlagen und eine Anfängerform beherrscht, kann sich nun dem Leber Qi Gong widmen.

Es gibt sehr viele Formen von Qi Gong und das Leber Qi Gong ist eine medizinische Form im Qi Gong.

In manchen Übungen werden die Hände überkreuzt. Hier legen Männer die rechte Hand, Frauen die linke Hand nach oben.

Die beste Jahreszeit um Leber Qi Gong auszuüben, ist der Frühling.

Wichtige Punkte aus den Übungen:

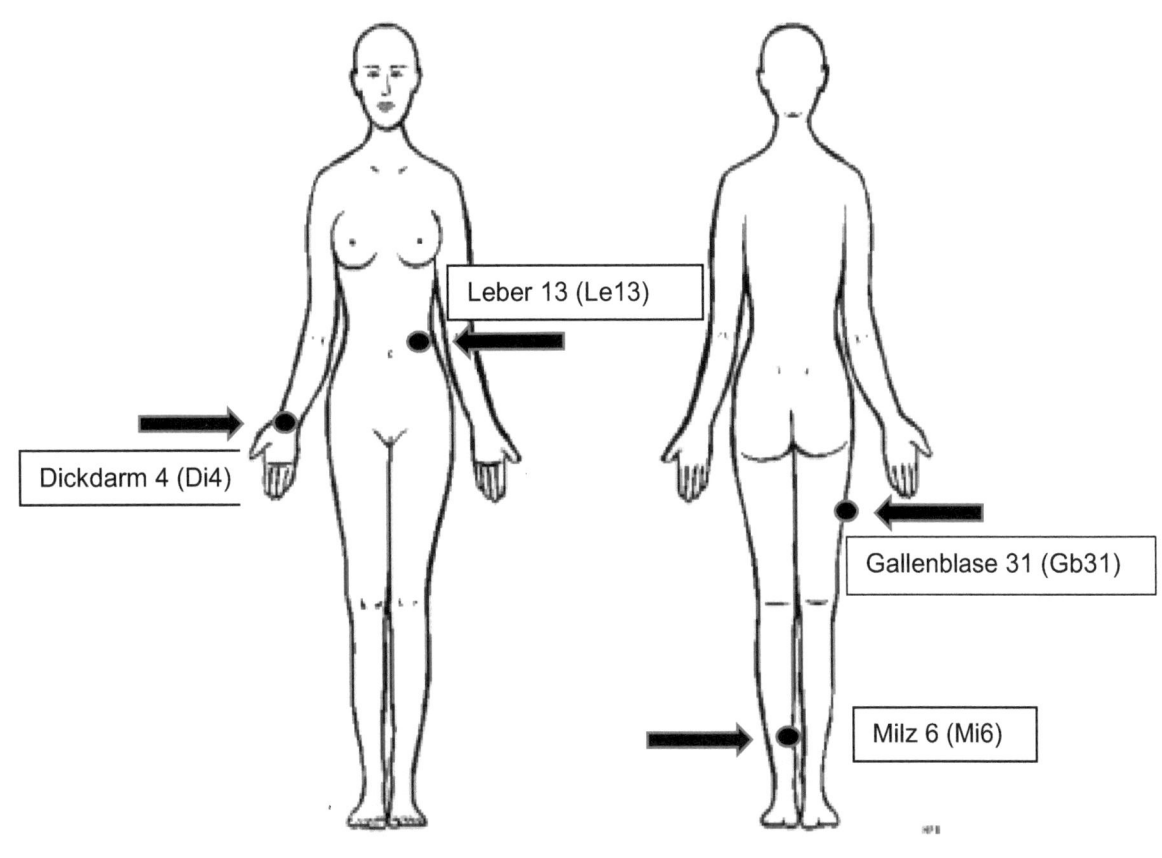

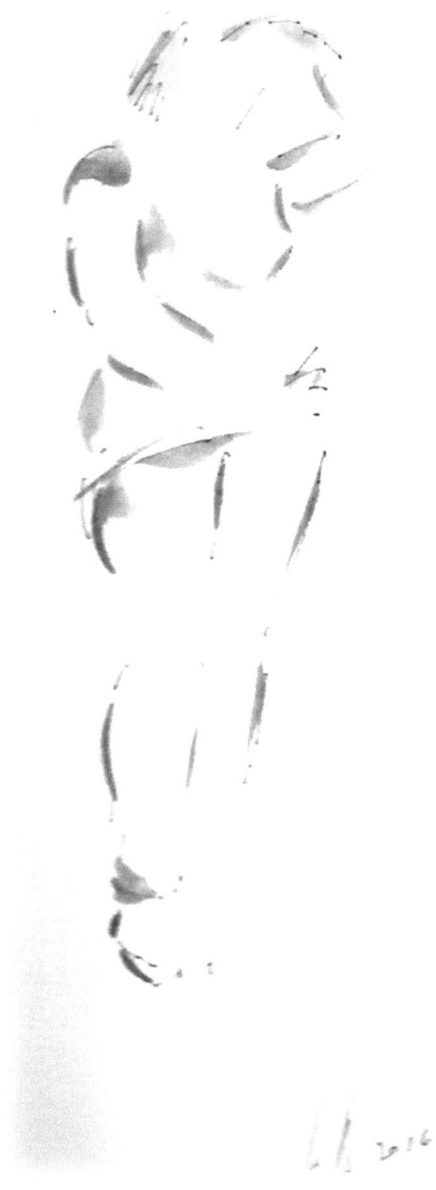

Qi Gong Kurse Janine Isterling – Zeit für Entspannung

Leber Qi Gong

1. Der goldene Drache speit Perlen
2. Der grüne Drache zeigt seine Krallen
3. Der Fischer fragt nach der Überfuhrstelle
4. Die schwarze Schwalbe übt am Wasser
5. Der Tiger sitzt auf dem Frühlingsberg
6. Der Drache fliegt über das blaue Meer
7. Der General stellt seine Truppen auf
8. Das Qi fließt ins Dantian

1. **Übung: Der goldene Drache speit Perlen**

Wir stehen aufrecht mit geschlossenen Beinen.

Unsere Hände liegen auf dem Bauch. Wir haben die rechte Hand mit dem Daumenballen auf dem Bauchnabel, die linke Hand liegt auf der rechten Hand.
Wir drehen den Kopf nach links, sinken in die Knie ein und öffnen ein wenig mehr als schulterbreit nach links.

Die Hände schieben beim Öffnen der Beine „ Wasser". Die Handinnenflächen zeigen nach hinten und wir strecken die Arme aus.

Wir heben die Arme maximal bis auf Höhe der Leber an.
Wir drehen die Hände wieder nach vorne (Handinnenfläche zeigt nach vorne) und wir blicken wieder nach vorne.

Wir schließen nach links und legen die Hände wieder auf den Unterbauch. Beim Schließen atmen wir mit dem heilenden Laut der Leber aus. „ XU" (gesprochen schüüüh)
Wir führen die Übung zur anderen Seite aus. Nach rechts liegt die linke Hand unten.
Öffnen wir nach links habe ich die rechte Hand unten.

Wir führen die Übung zu jeder Seite 2x aus.

Weitere Hinweise zur Übung:

Der Drache wird oft mit dem Geist gleichgesetzt.
Wir lösen Stauungen in der Leber und verbessern die Qi- und Blutzirkulation.

Qi Gong Kurse Janine Isterling – Zeit für Entspannung

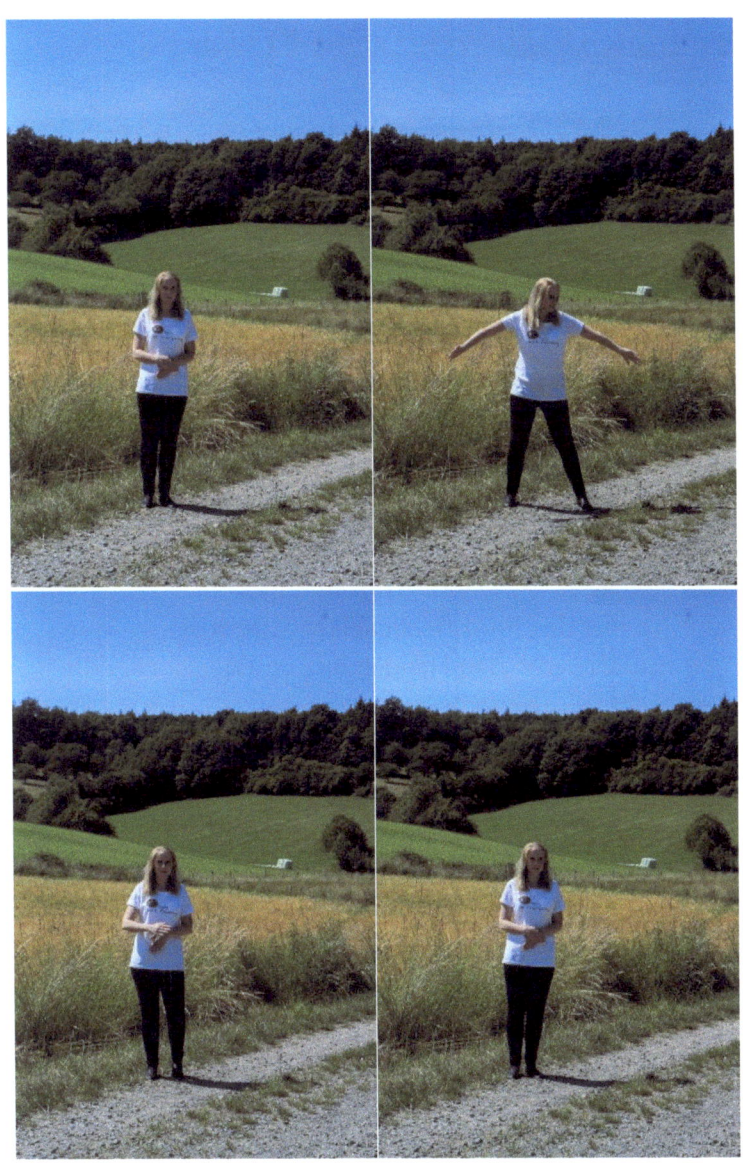

Qi Gong Kurse Janine Isterling – Zeit für Entspannung

2. Übung: Der grüne Drache zeigt seine Krallen

Wir stehen aufrecht mit geschlossenen Beinen. Wir beginnen wie in der Übung Nummer 1 mit „Wasser schieben" zur linken Seite.

Die Handinnenflächen zeigen nach hinten und wir drehen diese wieder nach vorne.

Wir achten auf das Drehen. Die Schultern sind locker, der Kiefer ist locker. Wir drehen die Schultern, die Ellenbogen, die Gelenke sind beweglich.

Unsere Handinnenflächen tragen nach vorne: Wie ein Teller, die Handinnenflächen zeigen zum Himmel.
Wir führen die Hände nach oben über den Kopf. Dort sind die Hände nun überkreuzt. Wir sinken in die Knie, tief in den Reitersitz, und lassen die Hände dann auf die Oberschenkelinnenseite fallen. Wir schlagen hier den Punkt Gallenblase 31 (Gb 31).
Wir steigen mit dem Körper wieder und massieren mit den Händen bis zur Taille hoch, dort bilden wir Fäuste vom Mittelfinger aus.

Wir sinken wieder in den tiefen Reitersitz hinein und lösen die Fäuste vom kleinen Finger und schieben die Hände nach vorne.

Nun bilden wir Krallen: dazu den Daumen auf den Zeigefinger legen und die anderen drei Finger zur Faust schließen. „Krallen" zeigen und dabei leicht einsinken.

Wir lösen nach oben die Krallen auf und die Arme kommen wieder seitlich an den Körper. Wir schließen unsere Füße wieder nach rechts.

Wir führen die Übung zu jeder Seite 2x aus.

Weitere Hinweise zur Übung:

Der Drache wird oft mit dem Geist gleichgesetzt.
Wir lösen Stauungen in der Leber und verbessern die Qi- und Blutzirkulation.

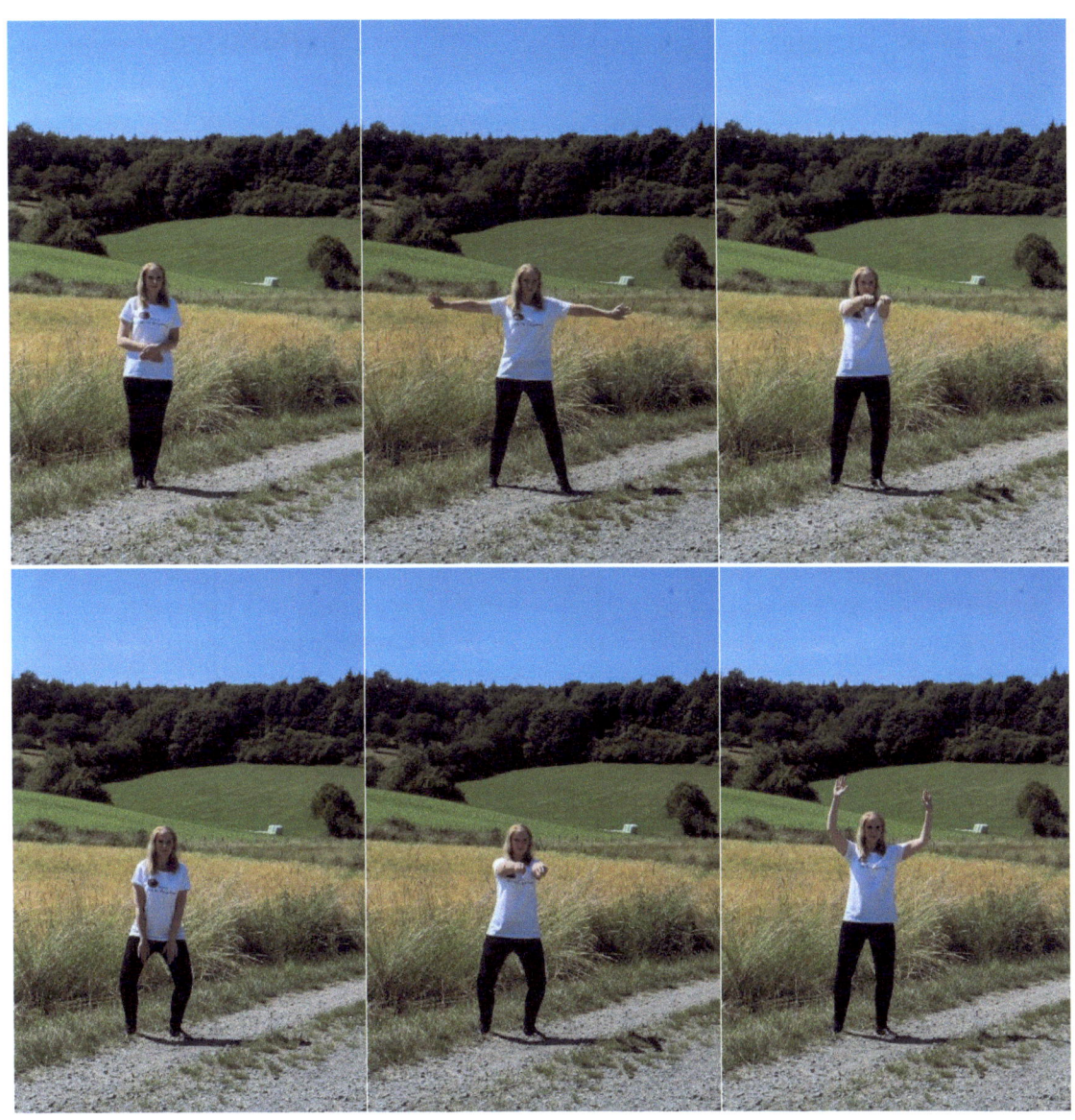

Qi Gong Kurse Janine Isterling – Zeit für Entspannung

3. <u>Übung: Der Fischer fragt nach der Überfuhrstelle</u>

Wir stehen aufrecht mit geschlossenen Beinen.

Wir blicken nach oben, lehnen uns leicht zurück und drehen die Handflächen nach hinten. Die Handinnenfläche zeigt nach vorne. Das Kinn ist herangezogen.

Wir heben die Arme über hinten in einem Bogen nach oben bis unsere Finger aufrecht nach oben zeigen. Wir blicken wieder nach vorne und lassen die Arme neben den Körper sinken. Wir massieren nun über den Unterbauch seitlich am Körper hoch bis wir seitlich am Rippenbogen sind. Hier massieren wir mit den Händen nach vorne. Wir stellen unseren linken Fuß schräg nach vorne links und bringen die Hände „bittend" angespannt nach vorne in Stellung.

Wir lösen die Spannung nach ein paar Sekunden, ziehen das Gewicht zurück und lösen auf. D.h. wir stellen die Hände seitlich auf und führen die Hände in einem Bogen zurück an die Körperseite und die schließen die Füße.

Wir führen die Übung zu jeder Seite 2x aus.

<u>Weitere Hinweise zur Übung:</u>

Wir verbessern hier die Durchblutung im Körper und das Qi kann besser fließen.

Ebenso regen wir u.a. unser Blasenmeridian an.

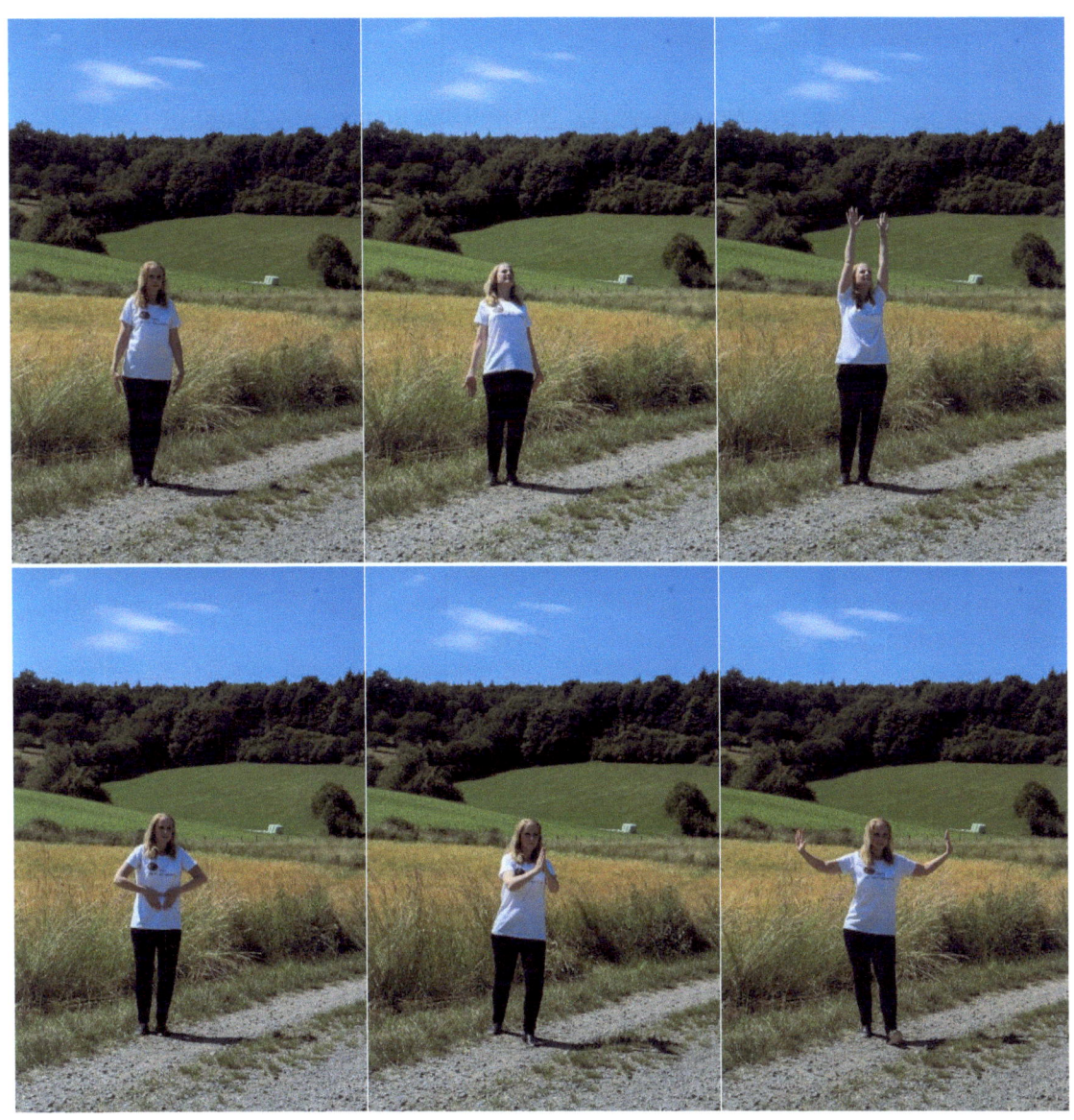

Qi Gong Kurse Janine Isterling – Zeit für Entspannung

4. **Übung: Die schwarze Schwalbe spielt am Wasser**

Wir stehen aufrecht mit geschlossenen Beinen.

Unsere Handinnenflächen zeigen zum Körper. Wir drehen die Hände so, dass wir mit Dickdarm 4 (Di4, dem Punkt an der Hand zwischen Daumen und Zeigefinger – siehe Foto) an der Körperseite hochstreichen bis zum Punkt Leber 13 (Le13) Wir heben dabei unsere Zehen.

Wir streichen die Hände an der Taille seitlich über die Hüfte und streichen außen an den Beinen nach unten. Wir senken unsere Zehen.

Wir streichen um unsere Füße herum und heben die unsere Zehen wieder. Wir streichen an der Innenseite der Beine hoch, umfassen die Beine und drücken den Punkt Milz 6 (Mi6) mit dem Daumen. Wir krallen dabei mit den Zehen in den Boden.

Wir streichen dann weiter an der Innenseite hoch bis zum Knie und um die Knie herum, so dass wir ab dem Knie an der Vorderseite hochstreichen. Wir heben unsere Zehen wieder.

An der Hüfte bilden wir Fäuste vom Mittelfinger aus und halten diese auf Hüfthöhe, Ellenbogen dabei nach hinten ziehen. Unsere Zehen krallen wieder den Boden. Die Pulse /Handgelenke zeigen nach oben.

Wir drehen die Fäuste und stoßen fest nach vorne. Dabei sinken wir leicht in die Knie und lassen den Laut „Ha" erklingen.
Wir lösen die Fäuste vom kleinen Finger aus, heben unsere Zehen wieder. Wir bringen die Arme über einen Bogen nach oben und außen wieder zur Körperseite.

Wir führen die Übung insgesamt 4x aus

Weitere Hinweise zur Übung

Wir stärken unsere Niere und fördern das Gallenblasen-, Blasen- und Magenmeridian in unseren Beinen.

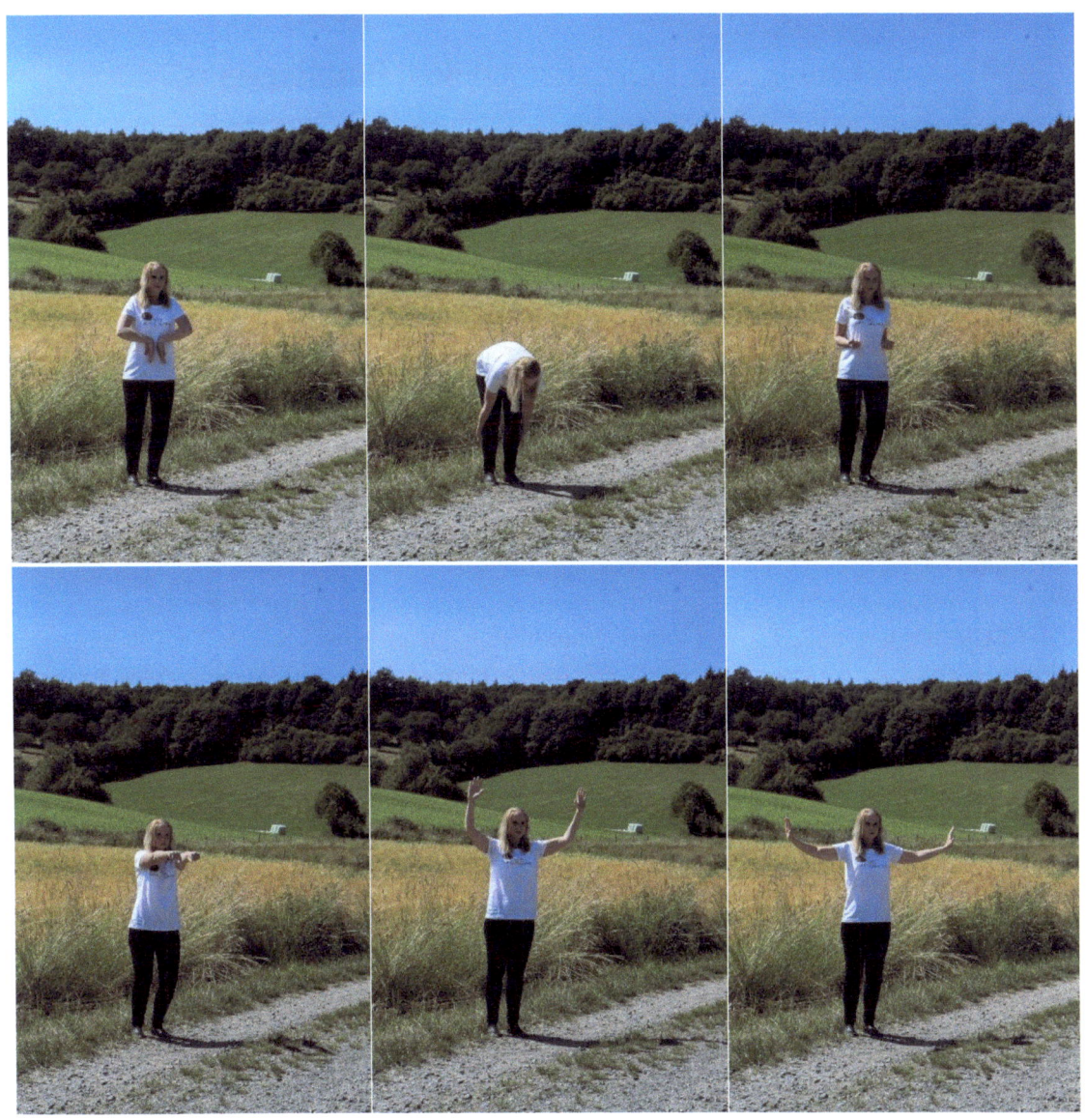

Qi Gong Kurse Janine Isterling – Zeit für Entspannung

5. Übung: Der Tiger sitzt auf dem Frühlingsberg

Wir stehen aufrecht mit geschlossenen Beinen.

Wir bilden links eine Faust vom Mittelfinger aus und heben diese auf Höhe der Taille. Unseren Oberkörper drehen wir von der Taille aus nach links.

Mit unserer rechten Hand streichen wir mit dem Punkt Dickdarm 4 (Di4, an der Hand zwischen Daumen und Zeigefinger) hoch bis KG17 und unser Blick geht zur linken Seite.

Wir verlagern unser Gewicht auf den rechten Fuß und gehen mit dem linken Fuß einen Schritt nach hinten. Mit unserer rechten Hand schieben wir von der Handkante am kleinen Finger aus nach vorne und wir blicken in diese Richtung.

Wir geben unser Gewicht auf das hintere Bein und streichen mit der rechten Hand „dem Tiger über das Fell", dabei drehen wir uns aus der Taille heraus nach links. Das Gewicht ist nun auf dem hinteren Bein, das Vordere ist leicht gebeugt.

Mit der rechten Hand bilden wir dann vom Mittelfinger aus eine Faust und halten diese auf Höhe der Brust. Unsere linke Faust wandert „spiralförmig" nach oben und der Arm steht aufrecht. Wir schließen die Beine indem wir das rechte Bein nach hinten ziehen und wir gehen in die Knie.

Wir öffnen beide Fäuste und legen den Ringfinger der linken Hand auf den Puls der rechten Hand. Die Handinnenfläche zeigt nach oben. Während sich die rechte Hand nun einmal um sich selbst dreht bleibt der Ringfinger wo er ist. Unsere rechte Ferse geht einen Schritt nach vorne. Am Ende der Drehung liegen die Handinnenflächen aufeinander ohne sich zu berühren und der Ringfinger ist immer noch auf dem Puls. Die Hände sind nun auf Brusthöhe vor unserem Körper. Dabei zeigt die Innenseite des linken Armes nach außen, die rechte zum Körper. Wir verlagern unser Gewicht hin und her, aber am Ende ist es auf dem vorderen Bein. Wir streichen die Hände auf Höhe des Gesichtes aus und bringen die Arme über dem Kopf wieder zur Körperseite. Wir schließen unsere Füße und stehen wieder aufrecht.

Wir führen die Übung zu jeder Seite 2x aus.

Weitere Hinweise zur Übung

Wir stärken unsere Niere und Leber sowie die Milz.

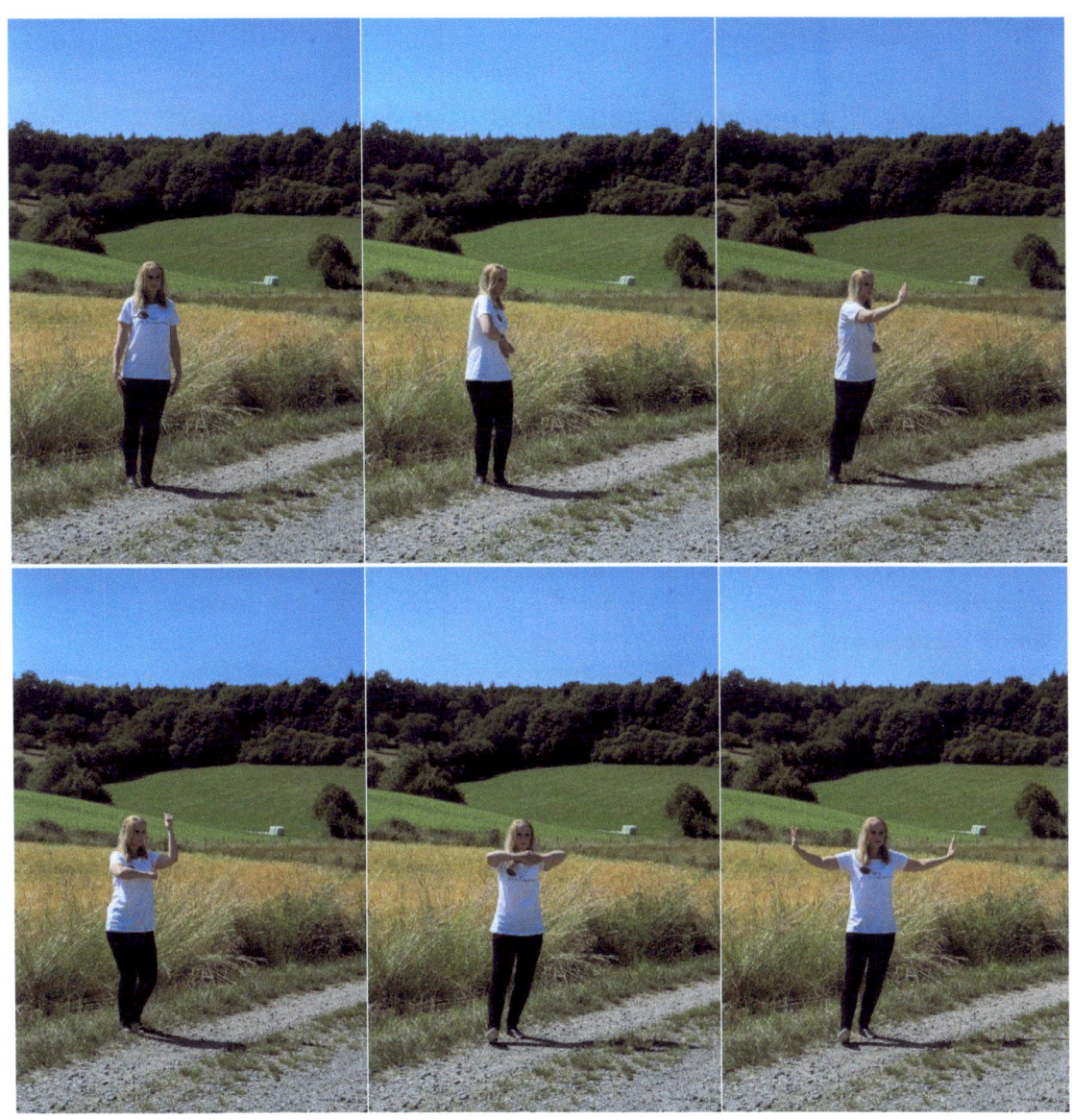

Qi Gong Kurse Janine Isterling – Zeit für Entspannung

6. Übung: Der Drache fliegt über das blaue Meer

Wir stehen aufrecht mit geschlossenen Beinen.

Unser Gewicht geben wir auf das rechte Bein. Wir schauen nach links und öffnen nach links ein klein wenig mehr als schulterbreit.

Während wir noch nach links schauen heben wir die Arme bis auf Schulterhöhe und unsere Handinnenflächen zeigen dabei nach hinten. Wir schauen wieder nach vorne und bringen die Handinnenflächen nun im Bogen nach oben, dort leicht die Hände überkreuzen.

Wir lassen die Handinnenflächen auf die Innenseite der Oberschenkel „klatschen" und kommen in den tiefen Reitersitz. Wir legen die Handrücken aneinander und rollen diese auf bis die Fingerspitzen aneinander liegen. Dann bilden wir Hohllöcher (Gucklöcher: Daumen und restliche Fingerspitzen aufeinander setzen) und lassen die Nägel nach oben weg schnippen. Die Arme werden in einem Bogen über den Kopf zur Seite des Körpers gebracht und wir schließen die Beine.

Wir führen die Übung insgesamt 4x aus

Weitere Hinweise zur Übung

Wir verbessern die Durchblutung und den Qi Fluss im Körper.

Wir lösen Stauungen im Lebermeridian und fördern unsere Armmeridiane.

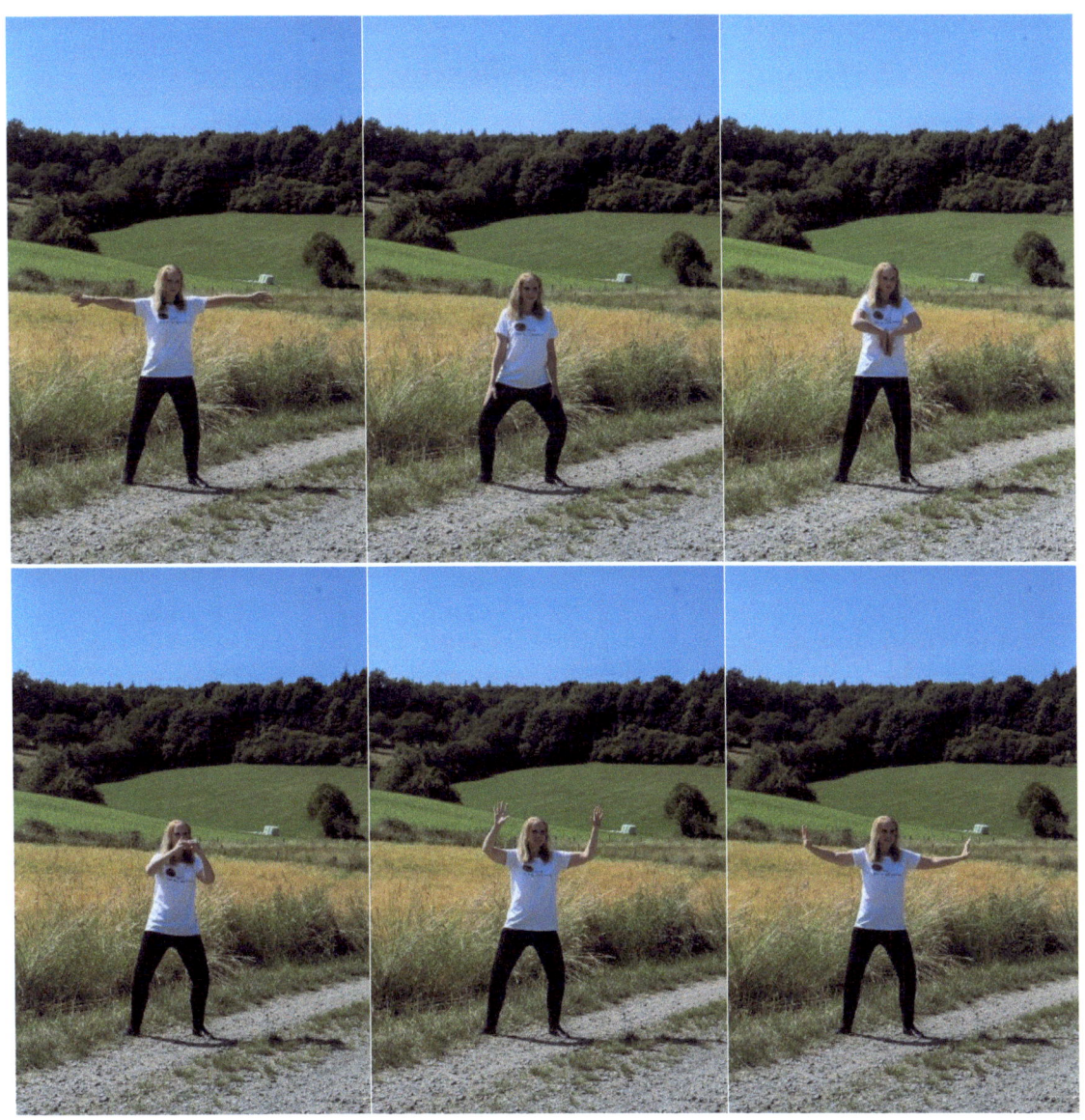

Qi Gong Kurse Janine Isterling – Zeit für Entspannung

7. Übung: Der General stellt seine Truppen auf

Wir stehen aufrecht mit geschlossenen Beinen. Wir bilden Fäuste vom Mittelfinger aus und legen diese an die Taille.

Wir drehen den Körper nach rechts, lösen unsere linke Faust und führen diese geöffnet diagonal nach oben bis auf Höhe der Schulter. Der Blick geht zur linken Hand.

Wir drehen die linke Hand wieder, bilden wieder eine Faust vom Mittelfinger aus und ziehen den Arm zurück.

Unseren Körper drehen wir nun nach links und blicken nach links. Zur gleichen Zeit lösen wir die rechte Faust und bringen diese in einem Bogen über hinten nach vorne bis die Faust vor unserem Kopf steht.

Wichtig: wir drehen den Körper von der Taille aus zur jeweiligen Seite, nicht in den Knien drehen.

Wir drehen unseren Körper wieder in die ursprüngliche Position zurück und bringen beide Fäuste wieder auf die Höhe der Taille. Wir blicken nach rechts, lösen unsere Fäuste und strecken die Arme seitlich aus. Unsere Handinnenflächen zeigen zur Erde. Wir blicken nach vorne und bringen unsere Arme nach vorne. Mit der linken Fußspitze tippen wir nun leicht nach vorne, ohne Gewicht darauf zu geben.

Wir bringen unsere Arme in einem Bogen wieder über die Seite an den Körper, dort erst aufstellen und dann lang machen, bevor wir die Arme senken und den Fuß zurückziehen. Wir bilden wieder Fäuste und bringen diese auf Höhe der Taille. Am Ende stehen wir wieder aufrecht mit geschlossenen Beinen.

Wir führen die Übung insgesamt 4x aus

Weitere Hinweise zur Übung

Wir stärken unsere Atmung.

Wir fördern das Herz-, Lungen- und Kreislaufmeridian.

Wir stärken die Aktivität der Blase und stärken unsere Niere.

Die Konzentration sollte auf dem Mingmén Punkt liegen, da wir hier den Körper immer wieder drehen.

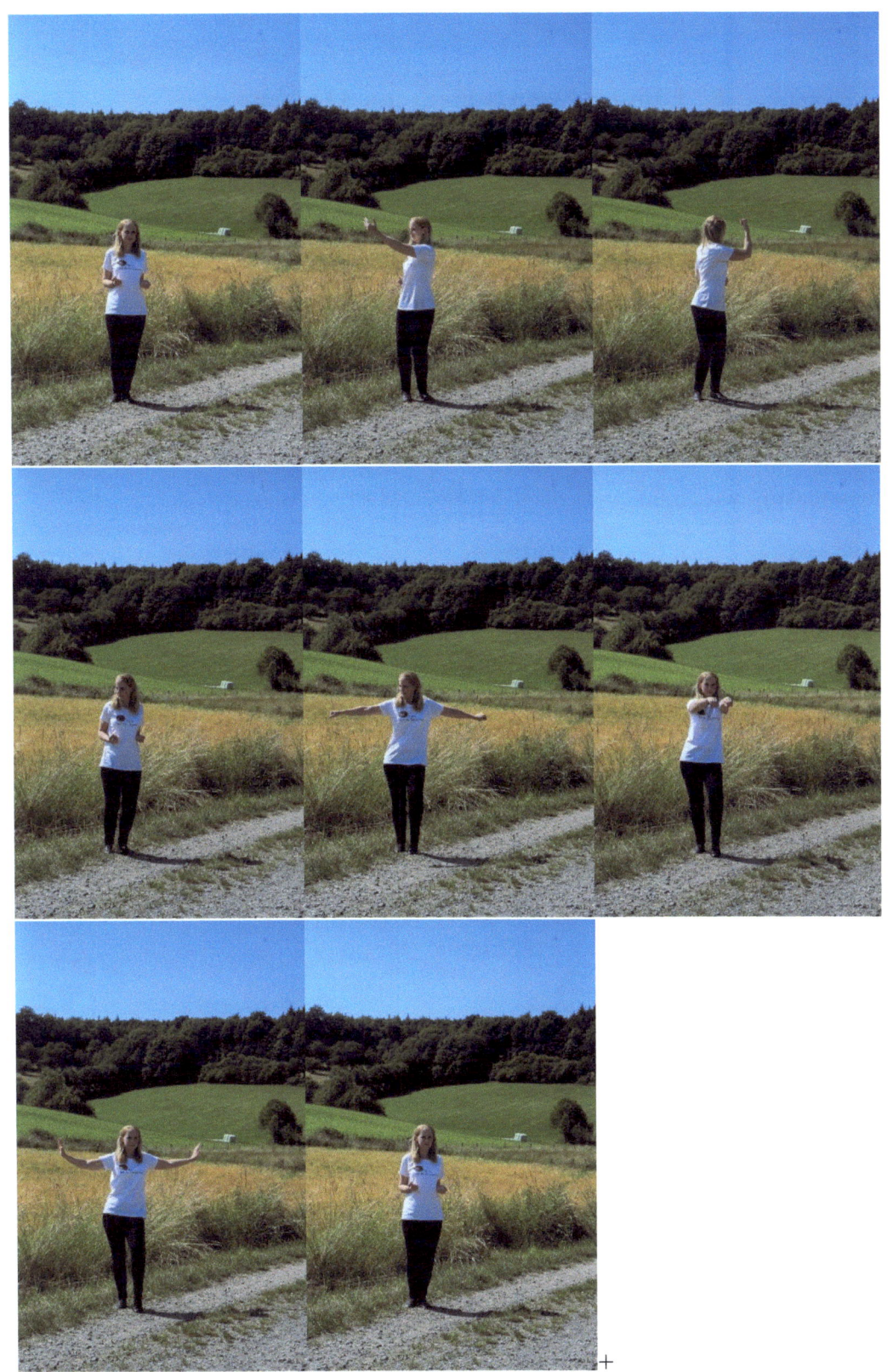

Qi Gong Kurse Janine Isterling – Zeit für Entspannung

8. Übung: Das Qi fließt ins Dantian

Wir stehen aufrecht mit geschlossenen Beinen.

Wir blicken nach links und öffnen nach links, etwas mehr als schulterbreit. Wir breiten die Arme seitlich aus und unsere Handinnenflächen zeigen nach hinten. Wir blicken nach vorne, drehen die Arme und führen sie nach vorne. Unsere Handinnenflächen zeigen wieder nach vorne.

Wir stellen uns nun vor, dass wir einen Energieball umfassen und nach oben über den Kopf heben. Wir machen uns hierbei lang; strecken uns ein wenig. Oben zeigen die Handinnenflächen zum Himmel.
Wir senken unsere Arme wieder und versenken den Energieball.

Wir schließen nach rechts und legen unsere Hände auf den Unterbauch. Dabei atmen wir mit dem heilenden Laut der Leber XU (schüüü) aus.

Öffnen wir nach links, legen wir die linke Hand zuerst auf den Unterbauch, nach rechts umgekehrt. Am Ende bringen wir die Arme wieder seitlich neben den Körper.

Wir führen die Übung zu jeder Seite 2x aus.

Weitere Hinweise zur Übung

Wir stärken das Gleichgewicht von Yin und Yang.
Wir kontrollieren unsere Atmung und wir kommen zur Ruhe.

Qi Gong Kurse Janine Isterling – Zeit für Entspannung

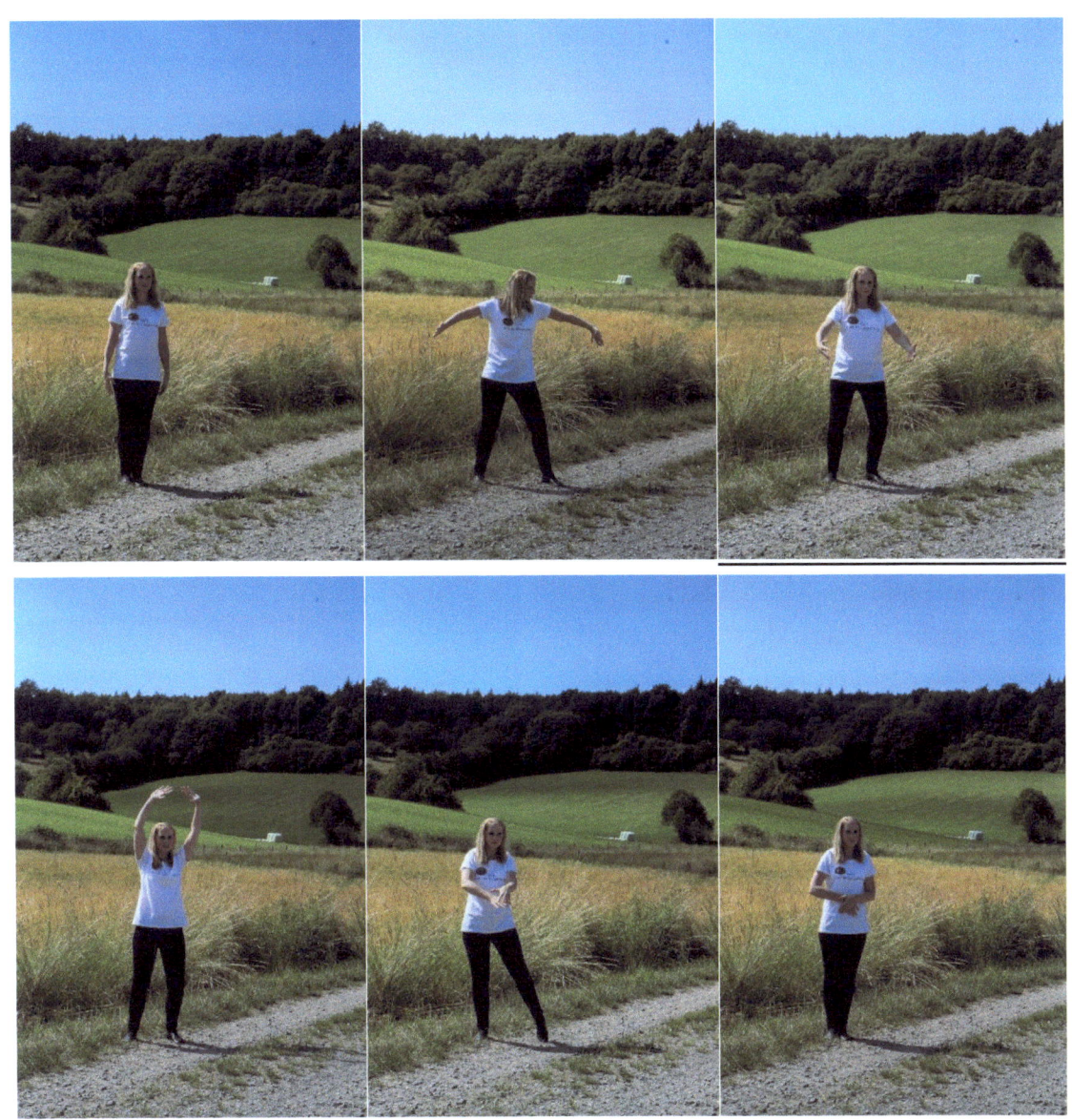

Danksagung

Mein Dank gilt vor allem meinen Ausbilderinnen Marita und Caterina Oriolo von der Qi Gong Schule Bergstraße. Ihr habt mich sehr viel gelehrt und wart immer sehr geduldig.

Ein großes Dankeschön an Herrn Lothar Reker aus Wyk auf Föhr für seine gemalten Bilder von mir in „Aktion". Das Original ist in Farbe, wurde aber für dieses Buch in schwarz-weiß umgefärbt.

Vielen lieben Dank an Marcel Klughardt für die Fotos von mir.
Kontakt über instagram: dieser_marci

Jeder hält sein „Qi" selbst in den Händen, also macht etwas draus.

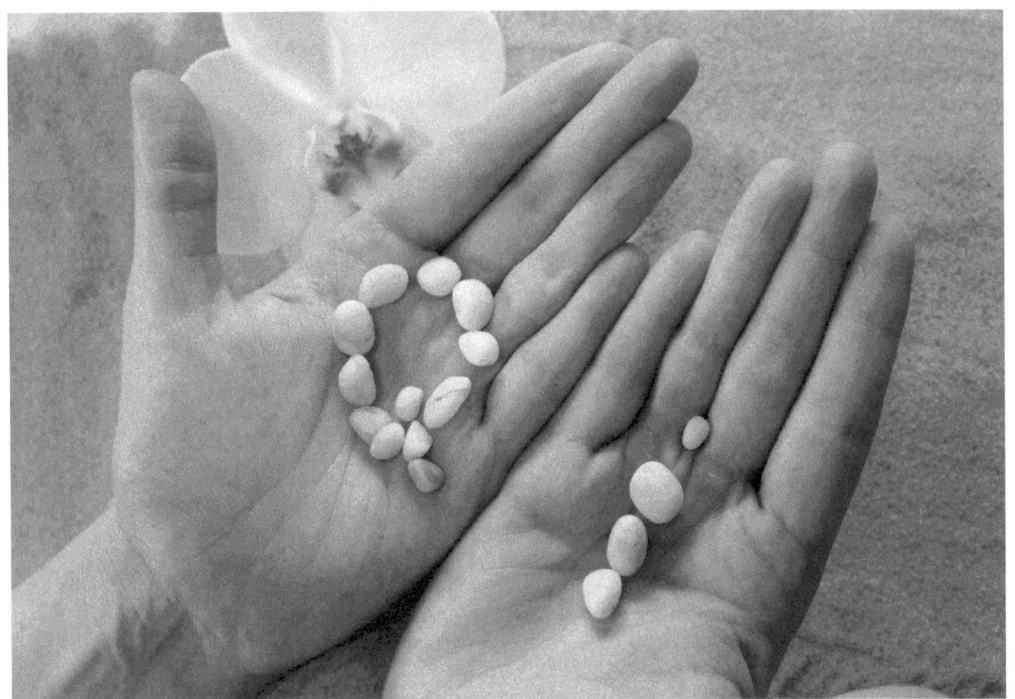

Quellen Angaben und Literatur Verweise:

Als Theorie Quellen habe ich folgende Literatur verwendet:

1. Wikipedia
2. www.gratis-malvorlagen.de
3. https://taiji-forum.de/
4. 64-schattenboxer.de
5. Abschlußarbeit Janine Isterling
6. Qi Gong Schule Bergstraße
7. https://www.jalilah.de/die-leber-in-der-tcm/
8. Leber QiGong nach Dr. Li

Qi Gong Kurse Janine Isterling – Zeit für Entspannung